Susanne Mild

Aromapflegeanwendungen bei dement kranken Patienten

AF153160

Susanne Mild

Aromapflegeanwendungen bei dement kranken Patienten

Eine Übersicht über Aromapflegeanwendungen, welche die Agitiertheit bei dement kranken Patienten reduzieren können

Reihe Humanwissenschaften

Impressum / Imprint

Bibliografische Information der Deutschen Nationalbibliothek: Die Deutsche Nationalbibliothek verzeichnet diese Publikation in der Deutschen Nationalbibliografie; detaillierte bibliografische Daten sind im Internet über http://dnb.d-nb.de abrufbar.

Alle in diesem Buch genannten Marken und Produktnamen unterliegen warenzeichen-, marken- oder patentrechtlichem Schutz bzw. sind Warenzeichen oder eingetragene Warenzeichen der jeweiligen Inhaber. Die Wiedergabe von Marken, Produktnamen, Gebrauchsnamen, Handelsnamen, Warenbezeichnungen u.s.w. in diesem Werk berechtigt auch ohne besondere Kennzeichnung nicht zu der Annahme, dass solche Namen im Sinne der Warenzeichen- und Markenschutzgesetzgebung als frei zu betrachten wären und daher von jedermann benutzt werden dürften.

Bibliographic information published by the Deutsche Nationalbibliothek: The Deutsche Nationalbibliothek lists this publication in the Deutsche Nationalbibliografie; detailed bibliographic data are available in the Internet at http://dnb.d-nb.de.

Any brand names and product names mentioned in this book are subject to trademark, brand or patent protection and are trademarks or registered trademarks of their respective holders. The use of brand names, product names, common names, trade names, product descriptions etc. even without a particular marking in this works is in no way to be construed to mean that such names may be regarded as unrestricted in respect of trademark and brand protection legislation and could thus be used by anyone.

Coverbild / Cover image: www.ingimage.com

Verlag / Publisher:
AV Akademikerverlag
ist ein Imprint der / is a trademark of
OmniScriptum GmbH & Co. KG
Heinrich-Böcking-Str. 6-8, 66121 Saarbrücken, Deutschland / Germany
Email: info@akademikerverlag.de

Herstellung: siehe letzte Seite /
Printed at: see last page
ISBN: 978-3-639-49117-3

Vorwort

Mit diesem Buch ist es mir ein Anliegen, einen Beitrag zur Pflege- und Berufsentwicklung zu leisten. Durch die wissenschaftliche Bearbeitung eines relativ neuen Pflegethemas „Aromapflege", kann eine Annäherung von Pflegepraxis und Pflegetheorie stattfinden.

1991 habe ich das Diplom als Gesundheits- und Krankenschwester erworben und arbeite seither auf internen Abteilungen. 1995 habe ich die Weiterbildung Aromapflege nach § 64 GuKG abgeschlossen und arbeite seitdem mit ätherischen Ölen im Krankenhaus. Da die Aromapflege eine relativ neue Pflegemethode ist, findet sie nicht bei allen Pflegepersonen Anerkennung. Pflegepersonen erkennen den Bereich Aromapflege nicht an, weil sie meinen, es gebe keine Evidenz zur Aromapflege. Es gibt viele Studien über ätherische Öle und deren Wirkungen, aber großteils in englischer Sprache. Daher ist es wichtig, diese Studien in deutscher Sprache zusammenzufassen.

Während der Erstellung dieses Manuskriptes habe ich von zahlreichen Seiten auf vielfältige Weise Unterstützung erfahren. Dafür danke ich allen ganz herzlich. Einige Personen möchte ich besonders hervorheben, ohne damit die Hilfe von nicht Genannten herabsetzen zu wollen. An erster Stelle danke ich jenen, die mir während des gesamten Studiums zur Seite gestanden sind. Da ist vor allem mein Gatte Harald, dem großer Dank gebührt. Ohne seine Hilfe und Ermutigung hätte ich das Studium nicht durchgehalten. Nur durch seine Unterstützung konnte ich mir die Zeit freispielen, die nötig war, um mein Studium zu absolvieren.

Ebenso möchte ich mich bei meiner direkten Vorgesetzen Frau Gertrude Jandl bedanken, die es mir ermöglicht hat, dienstfrei zu bekommen, um die Vorlesungen besuchen zu können.

Der größte Dank gebührt Frau Michaela Biedermann, die mir während des ganzen Studiums und auch während dieser Arbeit mit Rat und Tat zur Seite stand. Durch regen Austausch mit ihr fiel mir die Arbeit um einiges leichter.

Abstrakt

Hintergrund: In Österreich beträgt die Gesamtzahl der an Demenz erkrankten Personen rund 100.000. Mit zunehmendem Alter nimmt auch die Prävalenz stark zu. Die Pflege ist gefordert, im eigenverantwortlichen Tätigkeitsbereich Möglichkeiten zu finden, demenzkranke Personen würdevoll zu begleiten. Die Demenz und ihre Symptome, vor allem Persönlichkeitsstörungen wie Agitiertheit, stellen die Pflege vor eine große Herausforderung.

Ziel: In der vorliegenden Arbeit werden aktuelle Studien bezüglich Aromapflegeanwendung zur Reduzierung der Agitiertheit dargestellt. Weiteres wird auf die Wirkung der Aromapflegeanwendung auf die Betreuer eingegangen.

Methodik: Es wurde eine selektive Literaturübersicht in den Datenbanken PubMed, CINAHL, Academic Search Elite, Cochrane Library (via EBSCO-Horst) und Mendeley durchgeführt. Weiteres wurde in diversen Online Bibliotheken und Fachzeitschriften recherchiert. Die ausgewählten Studien wurden in der Zeit von 1998 bis 2011 veröffentlicht.

Ergebnisse: Vier Studien zeigten eine deutliche Reduktion der Agitiertheit bei dement kranken Patienten durch das Auftragen ätherischen Ölen auf die Haut. Vier von fünf Studien zeigten eine Reduktion der Agitiertheit durch die nasale Anwendung von ätherischen Ölen, eine zeigte keine Veränderung. Zwei von drei Studien zeigten auch eine Wirkung auf die betreuenden Personen, eine zeigte keine Auswirkung.

Schlussfolgerung: Die Aromaanwendung auf der Haut ist der nasalen Anwendungsform vorzuziehen. Einzelne Anwendungen, wie z. B. eine Beduftung in den Nachtstunden können bei allen dement kranken Patienten angewandt werden. Bestimmte Aromaanwendungen sind in der Lage, die belastende Situation von Pflegenden zu reduzieren. Bei der Aromapflegeanwendung ist die Individualität des Patienten zu berücksichtigen. Weitere Forschungen in Bezug auf Konzentration, Dosierung und weitere Anwendungsformen sind wünschenswert.

Schlüsselwörter: Aromapflege, Demenz, ätherische Öle

Inhaltsverzeichnis

1 Einleitung

In den letzten 15 Jahren ist ein gesteigertes Interesse an der Aromapflege in der professionellen Gesundheits- und Krankenpflege zu beobachten. Zahlreiche Fort- und Weiterbildungen werden zu diesem Thema in Österreich angeboten. Auch im Umfeld der Autorin entwickelten sich die Pflege und die Interessen in Richtung natürlicher Pflegemethoden/Aromapflege.

Es lassen sich deutliche Vorteile durch die Anwendung von ätherischen Ölen in der Pflege erkennen. „Die Pflege mit ätherischen Ölen wirkt spezifisch. Sie ist wirksamer als Pflege ohne ätherische Öle" (Christen et al. 2003, S. 193). Wünsche und Vorstellungen von Patienten, naturwissenschaftliche Therapien mit natürlichen Pflegemethoden zu unterstützen, werden zunehmend stärker. Gerade ältere Personen und Personen aus den ländlichen Gebieten sind mit dem Umgang natürlicher Methoden vertraut, diese finden Anwendung in ihrem Lebensstil, ihren Krankheits- und Gesundungsvorstellungen (Ulmer et al., 2001 S. 202).

Gleichzeitig wurden einige Pflegekonzepte entwickelt, welche sich für die Pflege von demenzkranken Menschen eignen. Eines der bekanntesten Pflegekonzepte für demenzkranke Menschen ist die Spezielle Validierende Pflege nach Naomi Feil (Scharb, 2010). Auch die Basale Stimulation® in der Pflege, Entspannung durch Snoezelen®, Milieutherapie (Biographiearbeit nach Böhm) uvm. können bei dement kranken Menschen zur Reduktion der Agitiertheit eingesetzt werden. In diesem Buch soll genauer auf die Aromapflege eingegangen werden.

1.1 Problemdarstellung

Aufgrund der demographischen Alterung der Gesellschaft rücken verstärkt jene Problematiken in den Fokus, welche mit zunehmendem Lebensalter vermehrt auftreten. Eine dieser Herausforderungen ist die Demenz.

Die Prävalenz der Demenz beträgt in Österreich rund 1,12 bis 1,27 Prozent, entsprechend einer Gesamtzahl von rund 100.000 Erkrankten. Mit zunehmendem Alter nimmt auch die Prävalenz stark zu. Im Zuge der demographischen Alterung ist daher, ausgehend von einem kontinuierlichen Anstieg der Prävalenzrate seit 1960 (annähernde Verdoppelung der Prävalenzrate), mit einem verstärkten Anstieg der Zahl der Betroffenen auf rund 235.000 Erkrankten bis zum Jahr 2050 zu rechnen (Gleichweit, Rossa 2009, S. 20).

Die steigende Zahl der Erkrankungen stellt für das Gesundheitswesen eine große Herausforderung dar (Ballard et al. 2002). Auch die Pflege ist gefordert, im eigenverantwortlichen Tätigkeitsbereich Möglichkeiten zu finden, demenzkranke Personen würdevoll zu begleiten und pflegerische Maßnahmen zu setzen. Die Demenz und deren Symptome, vor allem Persönlichkeitsstörungen wie die Agitiertheit stellt die Pflege vor eine große Herausforderung. Einerseits soll verhindert werden, dass sich die dement kranken Patienten Verletzungen zuziehen, z. B. im Rahmen eines Sturzes, andererseits sind durch das Gesetz strenge Vorgaben für freiheitsbeschränkende Maßnahmen notwendig. Seit der Gesetzesnovelle des Heimaufenthaltsgesetzes (HeimAufG) im Jahre 2010 ist die Pflege gefordert, im eigenverantwortlichen Tätigkeitsbereich Maßnahmen zu setzen, um schonende Pflegemaßnahmen - „gelindere Maßnahmen" - durchzuführen, bevor vom gehobenen Dienst für Gesundheits- und Krankenpflege (gDfGuK) bei dement kranken Patienten freiheitsbeschränkende Maßnahmen angeordnet werden.

1.1.1 Demenz und ihre Symptome

Der Begriff Demenz stammt aus dem Lateinischen und bedeutet wörtlich übersetzt „ohne Geist". Unter Demenz (Demenzsyndrom) versteht man den organisch bedingten, fortschreitenden Verlust zuvor vorhandener geistiger Fähigkeiten. Es entstehen komplexe Symptombilder eines chronischen Verwirrtheitszustandes mit Gedächtnis-, Wahrnehmungs- und Denkstörung,

Desorientiertheit, Persönlichkeitsveränderung und in der Folge auch körperlichem Abbau (Melche, 2007 S. 1319).

Die Erkrankung ist progressiv und verläuft über mehrere Stadien bis hin zum Tod des Erkrankten. Grund dafür ist nicht die Erkrankung selbst, sondern motorische Symptome, die zur Immobilität, Schluckbeschwerden, usw. führen. Mit Fortschreiten der Erkrankung werden die persönlichen Beeinträchtigungen immer stärker. Den größten Risikofaktoren stellt das Alter dar. Kardiovaskuläre Erkrankungen erhöhen das Risiko für die Entwicklung einer Demenz. Als soziodemographische Faktoren sind die Schulbildung und in Folge die Art der Berufsausübung – geistig oder manuell – von Bedeutung. Geistige und körperliche Aktivität stellen eine entscheidende Präventionsmaßnahme dar. Es liegt nur wenig Evidenz für präventive Maßnahmen der Demenz vor (Gleichweit, Rossa, 2009, S. X f). Für die Entstehung der Demenz gibt es unterschiedliche Erklärungen. Mit 60 Prozent ist die Alzheimer Demenz die häufigste Form der Demenz. Die zweithäufigste Ursache ist die Vaskuläre Demenz mit 16 Prozent. Bei acht Prozent liegen Mischformen von Alzheimer Demenz mit vaskulärer Demenz und mit Morbus Parkinson Demenz vor. Einen geringen Anteil mit einem Prozent machen Morbus Parkinson, Frontotemporale Demenz (Morbus Pick), Lewy-Körper-Demenz und Creutzfeld-Jakob-Erkrankung aus. Vier Prozent der auftretenden Demenz haben andere Ursachen (Gleichweit, Rossa, 2009, S. 4).

Aufgrund dieser Problematik ist die Übernahme der Pflege und Betreuung von demenzkranken Patienten eine Herausforderung. Menschen mit Demenz weisen, abhängig vom Grund ihrer Erkrankung, zu 66 bis 95 Prozent Symptome wie motorische Unruhe, Schlafstörungen, repetitives Fragen, Halluzinationen, Aggression und Streitsucht auf (Eloniemi-Sulkava, et al., 2004). Das oberste Ziel der Betreuung von demenzkranken Patienten muss die Vermeidung von Komplikationen, wie z. B. Stürze durch Reduzierung der Agitation sein (Carstensen et al., 2011, S. 3 ff). Es stellt sich die Frage, wie der demente Patient vor Verletzung geschützt werden kann bei gleichzeitiger Beachtung der gesetzlichen Vorgaben?

1.1.2 Schlechtere Geruchsdefinition bei demenzkranken Patienten

Im Alter kommt es zur schlechteren Duftidentifikation, Duftdiskrimination und zur schnelleren Duftadaptation. Auch die Intensität der aktivierten Hirnstrukturen durch Düfte wird mit zunehmendem Alter geringer. Eine Anosmie tritt bei ca. fünf Prozent der allgemeinen Bevölkerung, bei über 65-Jährigen bei mehr als zehn Prozent auf. Es gibt noch weitere Faktoren, die eine Einschränkung der Duftwahrnehmung beeinflussen. So können Frauen, mit einer Zahnvollprothese, welche den Gaumen abdeckt, beeinträchtigte Riechwahrnehmungen haben. Auch sinusnasale, postvirale, posttraumatische (besonders nach einem Sturz) Riechstörungen, Riechstörungen bei M. Parkinson oder bei diversen internistischen Erkrankungen wie Diabetes mellitus, Lebererkrankungen, Nierenerkrankungen, Hypo- oder Hyperthyreoidismus treten im höheren Alter auf. Auch Medikamente können Riechstörungen zur Folge haben. Es sind über 250 Medikamente in Zusammenhang mit Riechstörung erwähnt. Der Erhalt der Riechfunktion im höheren Lebensalter erscheint insbesonderst durch intensive Geruchs- und Gedächtnistraining von Bedeutung (Steinbach, 2008).

In der Literatur wird darauf hingewiesen, dass bei Alzheimerpatienten der Geruchssinn beeinträchtigt ist (Snow et al., 2004, S. 432 f). Zwei von sieben Alzheimer Patienten konnten die ihnen angebotenen Gerüche benennen. Ob das eine Beeinträchtigung des Geruchsinnes oder eine kognitive Einschränkung ist, kann oft nicht nachvollzogen werden. Die Durchführung des Riechtests mit einem Probanden, der an einer fortgeschrittenen Demenz leidet wird zunehmend schwerer (Steinbach et a., 2008, S. 400). Sechs Prozent der Alzheimer-Patienten im Frühstadium geben subjektiv ein Riechdefizit an. Beim Durchführen eines Riechtestes zeigt sich jedoch, dass 90 Prozent erniedrigte Testwerte haben, ein kompletter Riechausfall ist selten(Peters et al., 2003). Auch bei der Lewy-Körper-Demenz ist ein Verkümmern des Riechnervs bei fortgeschrittener Erkrankung beschrieben. In der Untersuchung von Holmes et al. (2002) zeigten die Patienten mit einer Lewy-Körper Demenz keine Reduktion der Agitation durch eine Lavendelbeduftung. Im Gegensatz dazu zeigten drei von vier Alzheimerpatienten eine deutliche Besserung der Agitiertheit.

1.1.3 Heimaufenthaltsgesetz (HeimAufG)

Eine Freiheitsbeschränkung im Sinne des HeimAufG liegt dann vor, wenn eine Ortsveränderung einer psychisch kranken oder geistig behinderten Person gegen ihren Willen mit physischen Mitteln, wie durch mechanische sowie elektronische oder medikamentöse Maßnahmen oder durch Androhung – jeweils unabhängig von der Dauer der Maßnahme – unterbunden wird (Wiener Krankenanstaltenverbund Generaldirektion, 2012, S. 4). Freiheitsbeschränkungen sind Maßnahmen im Rahmen der Pflege wie beispielsweise Seitenteile, therapeutische Sitzhosen angewandt an dementen Patienten.

Laut § 4. (HeimAufG) darf eine Freiheitsbeschränkung nur vorgenommen werden, wenn das Leben oder die Gesundheit des Betroffenen oder anderer ernstlich und erheblich gefährdet sind. Die Dauer und Intensität muss im Verhältnis zur Gefahr angemessen sein und kann nicht durch andere Maßnahmen, insbesondere schonendere Betreuungs- oder Pflegemaßnahmen, abgewendet werden (RIS, 2012).

Eine dieser schonenderen Pflegemaßnahme kann eine Aromapflegeanwendung sein.

1.2 Begriffsdefinitionen

1.2.1 Aromapflege und die gesetzlichen Rahmenbedingungen

In Österreich wird unter Aromapflege der gezielte, geschulte Einsatz naturbelassener ätherischer Öle, fetter Pflanzenöle, Hydrolate und deren Aromapflegeprodukte in bester Qualität in der professionellen Gesundheits- und Krankenpflege verstanden. Sie dient der Förderung und Erhaltung der Gesundheit- und des Wohlbefindens sowie den pflegerischen und prophylaktischen Maßnahmen. Die Aromapflegeanwendung erfolgt über den Geruchssinn und über die intakte Haut und Schleimhaut.

Aromapflege kann daher in folgenden Bereichen Anwendung finden:

- Raumbeduftung
- Hautpflege der intakten Haut
- Einreibungen und Streichungen (z. B. Pneumonieprophylaxe, Dekubitusprophylaxe)
- Pflegeindizierte Waschungen und Bäder
- Mundpflege
- Zusatz für Wickel und Kompressen (Aromaauflagen)

Andere Anwendungsarten wie z. B. die Wundbehandlung fallen in den mitverantwortlichen Bereich und werden im Rahmen der Aromatherapie vom Arzt angeordnet (Deutsch, Mild, 2012).

Frau Dipl. GuKS. Mag. Dr. juris. Gertrude Allmer hat 2004 auf eine Anfrage für die Einführung eines Aromapflegekonzeptes geschrieben, dass der gDfGuK im Rahmen seines eigenverantwortlichen Tätigkeitsbereichs berufsrechtlich befugt ist, Aromapflegekonzepte äußerlich einzusetzen. Berufsrechtlich ist der gDfGuK jedenfalls legitimiert, wenn er einen einschlägige Weiterbildung „Aromapflege" iS § 64 GuKG erfolgreich absolviert hat.

1.2.2 Ätherische Öle

Der ISO-Standard 9235 (1997) definiert „ätherisches Öl" als ein Produkt, das aus Pflanzenmaterial (einer einzigen Spezies) hergestellt wird, entweder durch Destillation mit Wasser oder Dampf (z. B. Lavendelöl), durch mechanische Behandlung des Epikarps von Zitrusfrüchten bei Zimmertemperatur = kalt gepresstes ätherisches Öl (z. B. Orangenöl, Zitronenöl) oder durch trockene Destillation.

Die ISO-Norm verdeutlicht, dass ein ätherisches Öl ein reines Naturkonzentrat ist. Es darf nicht mit anderen Stoffen vermischt werden, sei es mit synthetischen oder mit natürlichen Stoffen, z. B. Terpenen. Auch „Anreicherungen" mit natürlichen Komponenten aus der gleichen Pflanzenspezies (chemisch definierte Inhaltsstoffe) stehen der ISO-Norm entgegen (Steflitsch, 2009).

Außerdem sind Qualitätskriterien zu berücksichtigen. Es sollten genuine, authentische, aus kontrolliert biologischem Anbau bzw. aus kontrollierter Wildsammlung stammende ätherische Öle für die Aromapflege verwendet werden. Wichtig ist auch eine transparente Deklaration auf dem Etikett bzw. im Produktkatalog:

- 100 % natürliches ätherisches Öl
- Deutscher und botanischer Name, um Verwechslungen auszuschließen, Angabe des Pflanzenteiles (Samen, Fruchtschalen, Blätter, Blüten, Wurzeln, Hölzer, Harze), aus dem das ätherische Öl gewonnen wurde.
- Herkunftsland, Art des Pflanzenanbaues (konventionell, kontrolliert biologische Anbauweise oder kontrollierte Wildsammlung), Gewinnungsverfahren (Wasserdampfdestillation, Kaltpressung, …)
- Verdünnungsverhältnis bei zähflüssigen und teuren ätherischen Ölen
- Mengenangabe in ml, Jahrgang und/oder Chargennummer
- Gefahrenstoffzeichen laut EU-Verordnung, Verwendungs- und Sicherheitshinweise, z. B. zur Raumbeduftung" und „Vor Kindern sicher aufbewahren"
- Firmennamen wegen der Produkthaftung

Das Ölfläschchen soll aus Braun- oder Violettglas sein (wegen dem Lichtschutz) und mit einem Tropfeneinsatz und einem kindersicheren Verschluss versehen sein (Buchmayr et al., 2007, S. 25 f).

Die ätherischen Öle wirken einerseits über den Geruchsinn, dieser beginnt mit der Aufnahme des Geruchsmoleküls entlang der Nasenschleimhaut. An der Riechzelle wird ein Reiz gesetzt. Der Reiz wird über den Bulbus Olfaktorius ins limbische System übertragen. Dieses hat eine direkte Wirkung auf das vegetative Nervensystem und das innere sekretorische System (Jumbo et al., 2010, S. 174). Andererseits gelangen die Inhaltstoffe der ätherischen Öle über die Haut in die Blutbahn und überwinden die Blut- Hirnschranke. In einer Studie über Lavendel stellen Buchbauer et al. (1992) unter Beweis, dass das ätherische Öl unabhängig von der Anwendungsart (Inhalation der Duftmoleküle oder perkutane Aufnahme) gleiche Wirkung auf den Körper zeigt. Beim Auftragen auf die Haut, wenn man das ätherische Öl nicht einatmen bzw. riechen kann, hat Lavendel den ihm zugeschriebenen beruhigenden Effekt (Heuberger et al., 2004).

Gerade bei Patienten mit einer schweren Demenz kann es durch die Anwendung von ätherischen Ölen in der klinischen Praxis zu Verbesserungen von agitiertem Verhalten und zu einer Verbesserung der Lebensqualität kommen (Schoberer, 2011, S. 21 f).

1.2.3 Agitiertheit

Agitation ist ein Bündel von Symptomen wie Angst und Reizbarkeit, motorische Unruhe und abnorme Vokalisierung. Diese Symptome führen zu Verhaltensstörungen wie Aggressivität, Schreien, Schlafstörung und ruhelosem Herumwandern (Ballard et al. 2002, S. 553 f).

1.2.4 Desorientierung

Die Desorientierung ist die schwerste Form der Orientierungsstörung. Eine Orientierungsstörung ist eine Beeinträchtigung der Fähigkeit sich in Bezug auf Zeit, Ort, Situation und eigener Person zurechtzufinden. Bei einer Desorientierung zeigt sich eine komplette Aufhebung der Orientierung (Melche, 2007 S. 1348).

Naomi Feil teilt die Desorientierung in 4 Stadien ein:

Stadium 1 – Mangelhafte oder unglückliche Orientierung

Stadium 2 – Zeitverwirrtheit

Stadium 3 – Sich wiederholende Bewegungen

Stadium 4 - Vegetieren (Scharb, 2001, S. 86 ff)

1.3 Zielvorgaben

In dieser Literaturübersicht soll aufgezeigt werden, welche Aromapflegeanwendung zum Einsatz kommen kann, um die Agitation bei dement kranken
Patienten zu reduzieren. Es wird in diesem Werk auf die Wirkung der Aromapflege auf die Betreuungspersonen von dement kranken Patienten eingegangen.

Aus Gründen der sprachlichen Vereinfachung sind alle Aussagen in diesem
Dokument als geschlechtsneutral zu verstehen.

2 Methodik

Bei der vorliegenden Buch handelt es sich um einen Literaturüberblick, angelehnt an den Vorgang einer systematischen Literaturübersicht, in dem von einer klar formulierten Fragestellung ausgehend relevante Literatur identifiziert, anhand explizierter Kriterien systematisch selektiert und ihre Qualität bewertet wird (Kunz et al., 2009, S. 2).

2.1 Fragestellung

In dieser Literaturübersicht soll auf die Problematik der Agitiertheit von dement kranken Patienten eingegangen werden und sie soll aufzeigen, dass die Aromapflege eine wirkungsvolle Pflegemaßnahme sein kann, um die kognitiven Funktionen von dement kranken Menschen zu verbessern (Jimbo et al., 2010, S. 173). Ebenso soll die Wirkung ätherischer Öle auf die Pflegenden dargestellt werden. Ausgehend von der Zielsetzung lässt sich folgende Fragestellung ableiten:

Kann die Anwendung von ätherischen Ölen die Agitiertheit von dement kranken Patienten senken?

2.2 Literaturrecherche

Die Suchstrategie gliederte sich in drei Prozessschritte, aus denen die Identifikation, die Selektion und die Bewertung der analysierten Studien entwickelt werden.

Prozessschritt 1: Identifikation

Zur Identifikation relevanter Literatur wurden die Datenbanken PubMed, CINAHL, Academic Search Elite, Cochrane Library (via EBSCO-Horst) und Mendeley von Mai 2011 an bis April 2012 durchsucht. Es wurde auch die Online Bibliothek der Universität Wien durchsucht. Die Handsuche erfolgt in den Zeitschriften Pro-Care, Pflegenetz, Österreichische Krankenpflegezeitschrift, Pflegerecht, Pflege, Pflegewissenschaft und Clinical Aromatherapy.

Eine Internetsuche wurde via Google Scholar durchgeführt. Für das Auffinden relevanter Studien werden die Suchbegriffe in unterschiedlichen Kombinationen unter Verwendung der Bool`schen Operatoren „AND", „OR" eingesetzt, um die Trefferquote zu optimieren. Als Suchbegriff dienten: „Aromapflege" (aromatherapy), „Demenz" (dementia), „ätherische Öle" (essential oil). In der nachfolgenden Tabelle 1 ist das Suchprotokoll dargestellt.

Tabelle 1: Suchprotokoll der Literaturrecherche

Suchinstrumente	Suchbegriffe/Suchkombinationen	Treffer	Relevante Treffer
Medline, Academic search, Elite & CINAHL (via EBSO Host)	Aromatherapy, demenita, essential oil	85	6
Mendeley	Aromatherapy, dementia, essential Poil	10	2
Google Scholar	Aromatherapy, ätherische Öle	6	1
Online Bibliothek Universität Wien	Aromapflege	1	0
Online Bibliothek Universität Wien	Ätherische Öle	3	0
Handsuche	Aromapflege, Aromatherapie	5	0
Pflege Hans Huber Verlag	Aromapflege	1	0
Clinic Aromatherapy	Aromatherapy, dementia	3	1
Gesamt		105	10

Prozessschritt 2: Selektion

Die folgende Tabelle 2 zeigt die Ein- und Ausschlusskriterien für die geplante Literaturarbeit.

Tabelle 2: Ein- und Ausschlusskriterien

Einschlusskriterien	Ausschlusskriterien
Sprache: Deutsch, Englisch	Sprache: andere Sprachen
Zeitraum: 1998 bis 2012	Zeitraum: vor 1998
Fachgebiet: Ätherische Öle, Demenz	Fachgebiet: komplementäre Pflege, Komplementärmedizin
Artikel mit Bezug auf: Pflege, Prävention, Verwendungszweck: Auftragen auf die Haut, Raumbeduftung	Einsatzgebiet: therapeutische Anwendung, orale Anwendung

In diese Literaturübersicht wurden Artikel aufgenommen, die in deutscher oder englischer Sprache publiziert wurden und sich mit Aromapflegeanwendungen befassen. Das zeitliche Limit wurde auf Veröffentlichungen bis zum Jahre 1998 gesetzt, da eine qualitative Studie im Jahr 1998 durchgeführt wurde, die für diese Arbeit als sehr relevant erscheint.

Nicht ausgewählt wurden Studien, die an Tieren durchgeführt wurden. Ausgeschlossen wurden Studien, die sich mit der oralen Aufnahme der ätherischen Öle beschäftigen und einen therapeutisch/medizinischen Ansatz haben. Die Treffer wurden aufgrund der thematischen Ein- und Ausschlusskriterien gefiltert, sortiert und überprüft. Anhand dieser Kriterien konnten 105 Studien analysiert werden. Von diesen wurden die Abstracts gesichtet und recherchiert. Es wurde von 16 Studien der Volltext gesichtet und aufgrund einer vertiefenden Bewertung konnten zehn Studien zu der Fragestellung identifiziert werden.

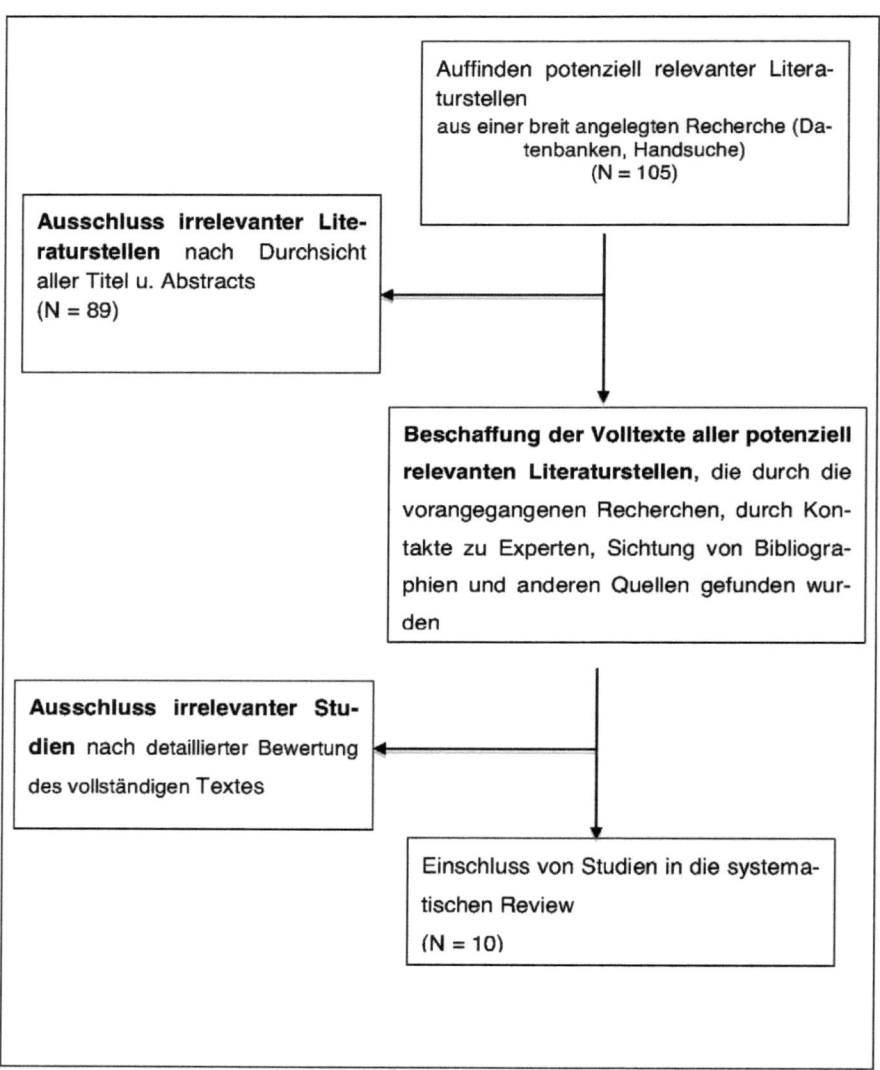

Abbildung 1: Flussdiagramm zur Identifizierung relevanter Literatur

Prozessschritt 3: Bewertung

In vier Rubriken (z.B. Autor, Population, Methode, Ergebnis & Schlussfolgerungen) wurde der Inhalt der einzelnen Studien zusammengefasst. Die ausgewählten Studien werden im Ergebnisteil im Überblick (siehe Tab. 3) gekürzt und verdichtet dargestellt.

3 Ergebnisse

Die systematische Bewertung der Qualität der ausgewählten Forschungsbe-
richte erfolgte anhand der Beurteilungskriterien von Behrens und Langer
(2010, S. 155). Die Checklisten für die Bewertung der Studien sind im Anhang 1 und 2 dar-gestellt.

Tabellen 3: Zusammenfassung der Studien

		Atking und Smith	Ballard et al.	Burns et al.	Fujii M. et al	Holmes et al.	Jimbo et al	Kilstoff und Chenoweth	Lin et al.	Smallwood et al.	Snow et al.
Sprache	Deutsch										
	Englisch	■	■	■	■	■	■	■	■	■	■
Methode	qualitativ	■						■			
	Kontrollierte Studie				■	■	■				■
	RCT		■	■					■	■	
Jahr der Publikation	2005 - 2012	■			■	■	■		■		
	2001 - 2004		■	■						■	■
	1998 - 2000							■			
Land der Publikation	China								■		
	Australien							■			
	Japan				■		■				
	UK	■	■	■		■				■	
	USA										■
Thematische Zuordnung	Wirkung auf die Pflegende	■					■	■			
	Raumbeduftung			■	■	■			■	■	■
	Anwendung auf die Haut		■	■							

21

Autoren	Land der Publikation	Jahr der Publikation	Methode	Intervention	Resultat	Sprache
Aktins R.C und Smith F. M	UK	2009	Qualitativ. Valide Fragebögen und Interview und eine visual analoge Skala	Angehörige von demenz kranken Patienten erhielten einmal pro Woche eine Aromamassage über 40 Minuten mit ätherischen Öl nach beliebige Vorliebe	Sehr signifikante Verbesserung in der Stressreduktion und im Wohlbefinden. Sehr signifikante Reduktion der Hauptsymptome (wie Muskelverspannung, Kopfschmerzen	Englisch
Ballard G.C., O'Brien J.T., Reichelt K., Perry E.	UK	2002	Doppel-Blind Placebo-kontrollierte Studie	Melissenöl, (Placebo Sonnenblumenöl) auf das Gesicht und beide Unterarme für ca. 1 – 2 Minuten zwei Mal tägl. aufgetragen.	Sehr signifikante Reduktion des CMAI Scor in der Melissen Gruppe p=<0001, signifikanter Rückgang der sozialen Zurückgezogenheit und Anstieg des Anteiles der Zeit, in konstruktiver Aktivität unter den Menschen.	Englisch
Burns A., Perry E., Holmes C., Francis P., Morris J., Howes M.-J., Chazot P., Lees G. Ballard C.	UK	2011	Doppel-Blind, Placebo-kontrolliert randomisiert.	1 Interventionsgruppe: Melissenöl (10 %ig) werden auf Hände und Unterarme aufgetragen (Handmassage). 2 Interventionsgruppe: Donepezil; Placebo: Handmassage mit Sonnenblumenöl 1 – 2 Minuten - 2 x tgl.	Reduktion der Agitation in allen 3 Gruppen (kein signifikanter Unterschied der 3 Gruppen) um 18 %, 37 %ige Verbesserung der NPI, Vorteil (signifikant) der Melissen bei QOL in Woche 12	Englisch

Autoren	Land der Publikation	Jahr der Publikation	Methode	Intervention	Resultat	Sprache
Holmes C., Hopkins V., Hensford C., MacLaughlin V., Wilkinson D., Rosenvinge H.	UK	2002	Placebo kontrollierte Studie	2%iges Lavendelöl wird über einen Aromastreamer zwei Stunden täglich verabreicht. Placebo = Wasser	60 % zeigten eine Verbesserung (Median PAS p=> 0,016) 33 % keine Veränderung 7 % zeigten eine Verschlechterung der Agitation	Englisch
Jimbo D., Kimura Y., Taniguchi M. Inoue M., Urakami K.	Japan	2012	Kontrollierte Studie (Cossover Designe)	Morgens für 2 Stunden Rosmarie und Zitrone und abends für 2 Stunden Lavendel und Orange via Diffusor	Alle Patienten zeigten eine signifikante Verbesserung in der persönlichen Orientierung im Zusammenhang mit kognitiven Funktionen. Rosmarin und Zitrone aktivieren den Sympathikus und steigern die Orientierung. Lavendel und Orange stimulieren den Parasympathikus und beruhigen.	Englisch

Autoren	Land der Publikation	Jahr der Publikation	Methode	Intervention	Resultat	Sprache
Lin P. W-k., Chan W-C., Ng. B.F.-I., Lam L.C-w.	China	2007	RCT	Lavendelöl/Sonnenblumenöl via Diffusor neben beiden Seite des Kopfkissens für 1 Stunde während des Schlafens.	Signifikante Reduktion des CCMAI (Agitationsskala) Mean p=>0,001, CNPI (Neuropsychiatrische Verhaltensskala) sank signifikant p=>0,001	Englisch
Smallwood J., Brown R., Coulter F., Irvine E., Copland C.	UK	2001	RCT	2 x in der Woche Intervention: 1. Aromatherapie mit Massage, Normalölmassage, 2. Konversation oder 3. Aromatherapie mittels Diffusor (ätherisches Öl: Lavendel)	Kein signifikanter Unterschied zwischen den Gruppen der Verringerung der Unruhe. (Trend eher zur Aromamassage p=<0,1). In der Zeit zwischen 3 und 4 Uhr war die geringste Unruhe p=0,05.	Englisch
Snow L., Hovanec L., Brandt j.	USA	2002	Kontrolliert Cross over Designe Pilotstudie	Alle 3 Stunden wurden 3 Tropfen ätherisches Öl auf einen Baumwollbeutel in der Nähe des Schlüsselbeins getropft. Studiendesigne ABCBA- (A= Lavendelöl, B- Thymianöl, C= Traubenkernöl)	Keine eindeutiger Hinweis, dass die Agitation unter Lavendel oder Thymian abnimmt. Geringe Teilnehmerzahl (7)	Englisch

24

In allen gefundenen Arbeiten wurden unterschiedliche Aromapflegeanwendungen mit ätherischen Ölen durchgeführt.

3.1 Anwendungen von ätherischem Öl auf der Haut

Vier der für diese Arbeit herangezogenen Studien befassen sich mit dem Auftragen des ätherischen Öles auf die Haut. Kilstoff und Chenoweth (1998) führten eine rhythmische Handmassage mit einer zehn prozentigen Mischung aus ätherischen Ölen (Lavendel, Mandarine und Geranie) und Mandelöl durch. Kilstoff und Chenoweth (1998) berichten, dass bei ihrem qualitativen Studiendesign speziell auch auf die zwischenmenschliche Beziehung geachtet wurde. Die Dauer der Handmassage betrug 20 Minuten. In dieser Gruppe zeigte sich eine Abnahme der Agitation und eine Verbesserung der ATL`s wie dem Toilettengang oder der Selbsthygiene. Auch die Schlafqualität verbesserte sich. Ballard et al. (2002) achteten darauf, den Vorgang des Auftragens auf die Haut kurz zu gestalten, um keinen Massageeffekt entstehen zu lassen. Sie berichten über ein sehr signifikantes Ergebnis in der Reduktion von Agitation in der Cohen Mansfield Agitation Inventory (CMAI) Skala. In dieser Untersuchung wurde ein zehn prozentiges Melissenöl auf die Gesichtshaut und auf die Arme aufgetragen. Burns et al. (2011) führten ebenfalls eine Handmassage mit Melissenöl durch. Hier zeigt sich eine 37 prozentige Verbesserung in der Neuropsychiatric Inventory (NPI) Skala. Sie verglichen die Handmassage mit und ohne ätherische Öle, bei denen kein signifikanter Unterschied zwischen den beiden Gruppen festgestellt wurde. Es zeigt sich in beiden Arbeiten, dass sich das Auftragen des Melissenöles auf die Haut positiv auf die Lebensqualität auswirkt. Smallwood et al. (2001) verglichen die Handmassage mit einer nasalen Anwendung von Lavendelöl. Hier fand sich kein signifikanter Unterschied zwischen Massage und nasaler Anwendung, es zeigt sich jedoch ein leichter Trend zur Aromamassage. In der Zeit zwischen 15 und 16 Uhr zeigt die Gruppe mit der Aromamassage die geringste Unruhe. Um die Beobachter nicht zwischen Duft und „nicht

Duft" zu beeinflussen, wählten Ballard et al. (2002) die Trennung der Häuser durch Intervention und Placebo. Durch ein möglichst kurzes Auftragen auf die Haut wurde ein beruhigender Effekt durch den vermehrten sozialen Kontakt und die erhöhte Aufmerksamkeit des Personals gegenüber den Teilnehmern zu verhindern versucht. Smallwood et al. (2001) hatten an mehreren Zeitpunkten des Tages für eine genormte Zeit Videoaufnahmen von den Teilnehmer gemacht. Die Forscher, welche das Videomaterial auswerteten, wussten nicht, wann der Teilnehmer die Intervention erhielt. Dadurch sollte eine Verblindung der Beobachter gewährleistet werden. Diese Untersuchung verglich unterschiedliche Gruppen mit Interventionen; Aromamassage, Massage oder Aromatherapie via Diffusor. Kilstoff und Chenoweth (1998) führten ein qualitatives Studiendesign als Aktionsforschung durch. Als Instrumente zur Datenerhebung wurden Fokusgruppendiskussionen, Memos, Interviews, und Klienten- Beobachtungs- Logbücher und die Revised Elderly Persons Disability Scale (REPDS) für die Einschätzung der Demenz und des Hilfebedarfs verwendet. Ausgewertet wurden das Verhalten der dementen Patienten und das deren Betreuer. Da die Forscher diese Untersuchung in einem multikulturellen Tageszentrum durchführten, gab es Schwierigkeiten mit der Übersetzung der REPDS. Auch der Zeitfaktor spielte eine Rolle, wegen Zeitmangels wurden tageweise die Interventionen bzw. die Beobachtungen nicht durchgeführt, gesamt gesehen hatte das laut Autoren keine Auswirkung auf das Gesamtergebnis. Burns et al. (2011) führten eine Placebo kontrollierte Studie durch. Sie verglichen die Aromaanwendung (Aromaöl und Handmassage) mit Donepezil und als Placebo wurde eine Handmassage mit Sonnenblumenöl angewendet. Diese Intervention hat von sich aus schon eine beruhigende Wirkung. Als Verblindung wurde wieder der Nasenklips für die Anwender verwendet.

3.2 Anwendungen von ätherischem Öl über die Raumbeduftung

Sechs der zehn ausgewählten Studien beschäftigen sich mit der Raumbeduftung. Ätherische Öle können über unterschiedlichste Anwendungsformen verabreicht werden. Fujii et al. (2008) träufelten in den Kragen des Unterhemdes der Patienten zwei Tropfen Lavendelöl. Homes et al. (2002) verwendeten für die Raumbeduftung einen Aromastreamer, über den eine zwei prozentige Mischung mit Lavendelöl alternierend jeden zweiten Tag mit Wasser vernebelt wurde. Diese Aromastreamer wurden im Aufenthaltsraum aufgestellt. Lin et al. (2007) verwendeten das Lavendelöl pur über den Aromastreamer für zwei Stunden in der Nacht. Sie stellten zwei Aromastreamer auf jeder Seite des Kopfpolsters auf. Die Verabreichung des Lavendelöls während des Schlafes erzielt laut Lin et al. (2007) eine sehr signifikante Reduktion von Dysphorie, Reizbarkeit, „ verwirrendem motorischen Verhalten", Unruhe in der Nacht und körperlicher Aggressivität. Alle drei Autoren berichten über eine sehr signifikante Reduktion der Agitation. Jimbo et al. (2010) vernebelten über zwei Diffusoren im Aufenthaltsraum morgens und abends unterschiedliche Aromaöle. Am Vormittag von 9 bis 11 Uhr Lemon und Rosmarinöl und am Abend von 19 Uhr 30 bis 21 Uhr Lavendelöl. Sie berichten über eine Besserung der persönlichen Orientierung und kognitiven Funktionen, da die Verabreichung von Lavendel und Orangenöl zur einer besseren Synchronisierung des Tagesrhythmus führte. Es wird berichtet, dass ein Lavendel – Orangenmix den Parasympathikus aktiviert und beruhigend ist. Der Rosmarin – Lemon Mix aktiviert den Sympathikus, dadurch zeigen die Teilnehmer eine bessere Konzentration und Merkfähigkeit. Snow et al. (2004) berichten über die Anwendung von Lavendelöl auf einem zwei mal zwei Zoll großen Baumwollkissen, welches sie am T-Shirt des Patienten befestigten. Auf dieses Baumwollkissen wurden alle drei Stunden zwei Tropfen Lavendelöl, zwei Tropfen Thymianöl (Thymus vulgaris) oder unparfümiertes Traubenkernöl geträufelt. Snow et al. (2004) konnten keine signifikante Verbesserung der Agitation bei dement kranken Patienten feststellen. Die Autoren vermuten den Grund des negativen Ergebnisses bei den olfaktorischen Funktionsstörungen bei dement kranken Patienten. Die olfaktorische Funktion wurde durch verschiedene Verfahren getestet. Homes et al. (2002) verwendeten zum Messen der Unruhe die Pittsburgh Agitation Skala (PAS), es zeigte sich eine sehr signifikante Reduktion der Agitation. Fujii et al. (2008) verwendeten die Neuropsychiatric Inventory (NPI), die sich signifikant verbesserte. Die NPI misst Auffälligkeiten wie Halluzination, Agitation, Aggressivität, Reizbarkeit und Labilität.

Die Größe der Teilnehmergruppen sind unterschiedlich Snow et al. (2004) hatten sieben Teilnehmer in ihre Pilotstudie eingeschlossen, Lin et al. (2007) hatten 70 Teilnehmer beobachtet, bei Jimbo et al. (2010) waren es 28 und Holmes et al. (2002) untersuchten 15 Teilnehmer. Biochemische Untersuchungen vor, während und nach der Anwendung ergaben keine Nebenwirkungen. Die Pilotstudie von Snow et al. (2004) verwendete ein Crossover Design (ABCBA), alle Teilnehmer erhielten zur selben Zeit denselben Duft, um eine Vermischung der Aromastoffe in der Raumluft zu verhindern. Holmes et al. (2002) schlossen in ihrer Studie Teilnehmer mit schwerer Demenz und Agitation ein. Während der Beobachtung und Beurteilung der Teilnehmer trugen die Beurteiler einen Nasenklips, um eine Verblindung zu gewährleisten. Es wurde Lavendelöl als Intervention und Wasser als Placebo verwendet. An unterschiedlichen Tagen wurde je nach Randomisierung entweder die Intervention oder das Placebo verwendet. Lin et al. (2007) wählten ein Crossover Design mit Lavendel und Sonnenblumenöl über einen Diffusor. Zwischen den beiden Beobachtungszeiträumen legten sie eine Wash out Phase von 2 Wochen ein. Die Probanden wurden mittels Randomisierung der jeweiligen Gruppe zugeordnet. Die Beurteiler erhielten zur Vermeidung der Verblindung keine Maske oder Nasenklipp um den Duft nicht wahrnehmen zu können.

3.3 Wirkungen der ätherischen Öle auf die Pflegenden

Einige der am Anfang beschriebenen Studien befassen sich mit der Auswirkung der ätherischen Öle auf die Anwender / Pflegepersonen der dement kranken Patienten. Kilstoff und Chenoweth (1998) beschäftigten sich mit der Wirkung der Aromaanwendung auf die betreuenden Personen in einem multikulturellen Tageszentrum. Pflegepersonen schulten Angehörige in die Durchführung der Handmassage ein. Einmal pro Woche führten die Pflegenden die Handmassage mit einer fünf prozentigen Mischung aus Mandarine, Geranie und Lavendel durch. Kilstoff und Chenoweth (1998) berichteten, dass die Angehörigen und Pflegepersonen von dement Kranken durch die Aromaanwendung weniger Stress verspürten, dass sie nach der Aromaanwendung entspannter waren und dass sich ihre Schlafqualität verbessert hatte. Jimbo et al. (2010) befragten die Betreuer von demenzkranken Patienten während der Intervention mit Kombination von ätherischen Ölen am Morgen mit Lemon und Rosmarin und am Abend mit Lavendel und Orange via Diffusor über die belastende Situation der Betreuer von dement Kranken. Auch Atkins und Smith (2009), die sich ausschließlich mit den Angehörigen von dement Kranken beschäftigten, berichteten, dass nach acht Wochen eine sehr signifikante Reduktion von Stress und eine Steigerung des Wohlbefindens festgestellt wurden. Auch die Hauptsymptome wie Muskelverspannung, Kopfschmerzen, psychisches Ungleichgewicht usw., welche die Teilnehmer angaben, konnten in Woche acht sehr signifikant reduziert werden. Die ätherischen Öle wurden individuell ausgesucht. Jimbo et al. (2010) berichten, dass die belastende Situation der Betreuer mittels evaluiertem Fragebogen für die Betreuer (Care burder evaluation scale – Zarit Skala) erhoben wurde. Diese Befragung ergab kein signifikantes Ergebnis auf die Auswirkung der Aromaanwendung auf die Betreuer.

In allen Studien wurde die laufende Medikation an Antidemenzmedikamenten und antipsychotischen Medikamenten nicht verändert. (Ballard et al,

Jimbo et al., Snow et al.). Die Forscher haben durchwegs valide Skalen für das Messen der Agitation verwendet. Ballard et al. (2002), Snow et al. (2004), Lin et al. (2007) hatten die CMAI Skala verwendet. Holms et al. (2004) und Burns et al. (2011) verwendeten die valide PAS für die Messung der Agitation. Ballard et al. (2002) und Lin et al. (2007) empfehlen die Aromaanwendung als komplementäre Methode nicht alternativ. In den drei Studien wurde auf den Effekt der ätherischen Öle auf die betreuenden Personen eingegangen. Die meisten Studien beschreiben die Aromaanwendung als sichere, nebenwirkungsfreie und kostengünstige (Smallwood et al., 2001, Jimbo et al., 2010) Anwendung bei dement kranken Patienten.

Jimbo et al. (2012) ziehen die Schlussfolgerung, dass die Aromaanwendung sehr profitabel ist und für das Pflegepersonal keine zusätzliche Belastung bedeutet. Auch Smallwood et al. (2001) berichten, dass die Aromaanwendung kostengünstig ist. Einige Autoren (Fujii et al. 2008, Burns et al., 2011, Kilstoff, Chenoweth, 1998) geben an, dass sich die Lebensqualität der dement kranken Patienten verbessert hatte. Kilstoff und Chenoweth (1998) beschreiben mit der Lebensqualität die Verbesserung der ATL's und der Wiederherstellung von sozialen Kontakten. Burns et al. (2011) maßen die Lebensqualität mit der „Blau QOL Skala". Fujii et al. (2008) sagen, dass die Verhaltensauffälligkeiten und das psychotische Syndrom haben gravierende Auswirkungen auf die Lebensqualität hat. Wenn diese Symptome verbessert werden, verbessert sich auch die Lebensqualität der dement kranken Patienten und deren Angehörigen. Sie sagen weiters, dass die Aromaanwendung mit Lavendelöl dem Einsatz von Neuroleptika vorzuziehen sind, da die Neuroleptika beachtliche Nebenwirkungen haben. Smallwood et al. (2001) meinen, dass die Aromaanwendung eine gute Ergänzung zu Neuroleptika ist. Lin et al. (2007) äußern, dass die Aromaanwendung besonders bei jenen Patienten zum Einsatz kommen soll, die für Nebenwirkungen von Psychopharmaka anfällig sind. Holmes et al (2002) sagen, dass die Aromaanwendung mit Lavendel eine Alternative zu Medikamenten sein kann. Jimbo et al. (2010) und Ballard et al. (2002) bestätigen, dass die Aromaanwendung eine Ergänzung aber auch eine Vorbeugung sein kann.

Für diese Literaturübersicht wurden Studien gefunden, die sich mit der Anwendung von ätherischen Ölen entweder über die Haut oder mit der nasalen Anwendung beschäftigt haben. Die Aromaanwendung auf die Haut ist der nasalen Anwendungsform vorzuziehen. Einzelne Anwendungen, wie z. B. eine Beduftung in den Nachtstunden können bei allen dement kranken Patienten angewandt werden.

4 Diskussion mit Limitation

Die größte Schwäche einiger Studien ist die Teilnehmerzahl. So hatten Holmes et al. (2002) 15 Teilnehmer aus einer Langzeiteinrichtung in ihrer Studie eingeschlossen, Fujii et al. (2008) hatten 28 Teilnehmer, diese teilten sie in zwei Gruppen. Snow et al. (2004) rekrutierten in ihrer Pilotstudie 7 agitierte Pflegeheimbewohner in ihre Untersuchung. Sie erreichten in ihrer Studie kein eindeutiges Ergebnis. Fujii et al. (2008) erreichte mit 28 Teilnehmern nur in den Untergruppen signifikante Ergebnisse. Holmes et al. (2002) zeigten eine signifikante Besserung des Median der PAS (p=<0,05). Lin et al. (2007) rekrutierten 70 Teilnehmer in ihre Studie und führte eine Blockrandomisierung durch. Beide Gruppen unterschieden sich nicht in Geschlecht, Alter und in ihren Demenz-Subtypen. Sie konnten durch die größere Stichprobe auch eine eindeutige Aussage treffen. Ballard et al. (2002) rekrutierten 72 Teilnehmer in ihre Studie, davon erhielten 36 Teilnehmer eine Intervention, zwei Teilnehmer wurden während der Behandlung ausgeschlossen. Obwohl die Teilnehmer paarweise randomisiert wurden, entstand keine Normverteilung. Ein Teilnehmer verstarb (ohne Zusammenhang mit der Studie) und bei einem Teilnehmer verschlechterte sich die Agitation so stark, dass zusätzlich Psychopharmaka gegeben werden mussten. Trotz allem konnte diese Gruppe ein eindeutiges Ergebnis erzielen. In der Arbeit von Jimbo et al. (2010) wurden 28 Teilnehmer eingeschlossen, welche auch die Autoren als zu gering einschätzten. Alle Teilnehmer erhielten dieselben Interventionen und sie erzielten ein eindeutiges Ergebnis. Smallwood et al. (2001) schlossen 21 Teilnehmer in ihrer Studie ein. Durch Randomisierung wurden die Teilnehmer in drei Gruppen geteilt. Wegen der geringen Teilnehmerzahl in den einzelnen Gruppen konnte kein signifikanter Unterschied zwischen den Gruppen gefunden werden. In der Arbeit von Burns et al. (2011) wurden 114 Teilnehmer beobachtet von denen 96 Teilnehmer die Studie abgeschlossen hatten. Die Teilnehmer wurden in drei Gruppen geteilt. Diese Forschergruppe konnte ein sehr signifikantes Ergebnis erzielen. In der Untersuchung von Kilstoff und Chenoweth (1998) waren 39 Teilnehmer inkludiert, 16 dement kranke Patienten, 16 Angehörige und 7 Pflegepersonen. Atkins und Smith (2009) schlossen zwölf Angehörige von dement kranken Patienten in ihre Studie ein und beobachteten diese über acht Wochen. Beide Studien in qualitativen Designs konnten eine klare Aussage tätigen.

In beiden Studien berichten die pflegenden Angehörigen über die schwierige Situation im Umgang mit den dementen Angehörigen. Diese Erkenntnisse stimmen auch mit der Arbeit von Ausserhofer et al. (2009) überein, die ebenfalls pflegebedürftige Angehörige als Belastung in sozialen (Pflege rund um die Uhr, öffentliche Institutionen und soziale Anerkennung), körperlichen und seelischen (gesundheitliche Beschwerden) Bereichen beschrieben haben. Durch die Aromaanwendung, die Handmassage und die ätherischen Öle konnten diese besser mit der Situation umgehen. Die Angehörigen konnten die schwierige Situation mit den dementen Patienten annehmen und dadurch konnte auch ein positives Ergebnis bei den Pflegepersonen erzielt werden. Alle drei Gruppen berichteten über Entspannung und Stressreduktion. Obwohl die Logbücher der Angehörigen nicht immer eine Reduktion der Agitiertheit nachwiesen, gaben sie beim Interview an, dass der Umgang mit den dementen Patienten leichter und besser geworden sei. Auch die Schlafqualität von Angehörigen und Patienten hatte sich signifikant gebessert. Ausserhofer et al. (2009) berichten, das Angehörige von demenzkranken Patienten sehr oft an Schlafstörungen leiden. Im Gegenteil dazu berichten Jimbo et al. (2010), dass die befragten Pflegepersonen keine Besserung im schwierigen Umgang mit den dementen Patienten sehen. Die Raumbeduftung im Patientenzimmer hat anscheinend keinen Einfluss auf die Pflegepersonen, welche an der Station anwesend sind. Hingegen war eine Aromapflegeanwendung in der Woche bei Angehörigen von dementen Patienten ausreichend, um nach acht Wochen einen positiven Effekt auf Stress und Wohlbefinden zu erlangen (Atkins und Smith, 2009).

Die Angehörigen/Betreuer müssen anscheinend direkt mit dem ätherischen Öl in Kontakt treten, damit bei ihnen derselbe beruhigende Effekt wie bei den dement kranken Patienten eintreten kann. Es zeigen sich bei den Studien extrem abweichende Dosierungen und Therapieschemata im Vergleich zu Empfehlungen der Aromaexperten aus dem deutschsprachigen Raum. Auch Jimbo et al. (2010) diskutieren in ihrer Arbeit die Dosierung der ätherischen Öle. In Voruntersuchungen haben die Forscher eine höhere Konzentration an ätherischen Ölen verwendet und dadurch auch bessere Ergebnisse erzielt. Im deutschen Sprachraum wird eine niedrigere Dosierung für eine topische Anwendung empfohlen. So empfehlen die österreichischen Autoren Buchmayr et al. (2007 S. 30) für die tägliche Anwendung auf die Haut bei älteren sowie psychisch labilen Menschen die Anwendung eines Aromapflegeproduktes in einer einprozentigen Konzentration von ätherischen Ölen. Wenn es sich um eine Teilkörperanwendung handelt, kann die Dosierung auf zwei Prozent gesteigert werden. Eine höhere Dosierung von drei Prozent wäre bei einer lokalen kurzzeitigen Anwendung möglich. Wabner und Beier (2009, S. 94) aus Deutschland empfehlen bei einer topischen Anwendung eine ca. einprozentige Mischung und verweisen auf den doppelten Wirkungsweg über Haut und Nase. Zum Vergleich verwenden die englischen Autoren Price und Price (2007) für eine Handmassage Konzentrationen über fünf Prozent (auf 30 ml Trägeröl 30 Tropfen ätherisches Öl). Ballard et al. (2002) und Burns et al. (2011) verwenden für die Handmassage eine zehnprozentige Mischung mit Melissenöl. Kilstoff und Chenoweth (1998) verwenden für ihre Handmassage ebenfalls eine zehn prozentige Mischung mit Lavendel, Geranie und Mandarine.

Wabner und Beier (2009) verweisen auf die Tatsache, dass ein wesentlicher Faktor neben der Konzentration auch die Feuchtigkeit auf der Haut ist. So haben Studien von Buchbauer et al. (1993) gezeigt, dass die Penetration der Dermis um das 100-fach höher ist, wenn ein ätherisches Öl in Wasser dispergiert ist. Fuchs et al. (1997) haben in einer Untersuchung die Absorption von ätherischen Ölen geprüft. Es stellte sich heraus, dass die Anwendung über einen abgedichteten, feuchten Wickel die höhere Konzentration im Blut aufwies gegenüber einem normalen Auftragen auf die Haut. Die Bestrahlung mit einer Wärmelampe zeigte keine signifikant höhere Konzentration im Blut. Ebenso verhält es sich mit der nasalen Anwendung. In der Literatur wird beschrieben, dass für einen Raumduft eine Konzentration von ein bis fünf Tropfen auf Wasser schwimmend verwendet werden soll (Wabner und Beier, 2009, S. 94). Die Anzahl der verwendeten Tropfen richtet sich nach der Raumgröße, der Intensität des verwendeten ätherischen Öles, der Zimmertemperatur sowie dem Gebrauch einer Klimaanlage (Buchmayr et al., 2007, S. 24).

In der Literatur wird beschrieben, dass eine zu hohe Dosierung von Lavendel, gerade im psychischen Bereich, paradoxe Reaktionen wie Unruhezustände und Schlaflosigkeit auslösen kann (Buchmayr et al., 2007, S. 66). Die Dosierung der Raumbeduftung ist eher von der Länge der Beduftung abhängig. In der Arbeit von Lin et al. (2007) wird das Lavendelöl mittels Diffusor für eine Stunde während des Schlafens im Raum verteilt. Die Diffusoren werden unmittelbar neben den Kopfkissen auf beiden Seiten aufgestellt. Hier wird das Lavendelöl pur verwendet. In der Arbeit von Holmes et al (2002) wird ein zwei prozentiges Lavendelöl über einen Diffusor zwei Stunden lang verabreicht. Jimbo et al. (2010) verwendeten zwei Anwendungen für jeweils zwei Stunden, eine Kombination von vier verschiedenen Ölen. Bei jeder einzelnen Arbeit konnte eine Reduktion der Agitation nachgewiesen werden, und es werden einzelne Probanden beschrieben, die keine Reaktion bzw. sogar eine Verschlechterung der Agitation zeigten. Dies kann mit der Beeinträchtigung des Geruchssinnes bei Demenz korrelieren. So zeigt sich bei der Arbeit von Holmes et al. (2002), dass bei Patienten mit einer Lewy-Körper-Demenz keine Verbesserung der Agitation bemerkbar ist. Zu berücksichtigen ist, dass sich gerade beim Geruch des Lavendelöls unterschiedliche Assoziationen (Akzeptanz oder Ablehnung) sowohl beim Patienten als auch beim Pflegepersonal zeigen. Dies stellt eine Anwendung über das individuelle Zimmer hinaus etwa über eine ganze Station in Form von Verneblern in Frage (Uehleke, Kerckhoff, 2012, S. 21). Daraus resultiert die Wichtigkeit einer Aroma-Pflegeanamnese, welche von Aromapflegeexperten empfohlen wird (Buchmayr et al., 2007, S 44). Das Sammeln von Informationen, das Fragen von Vorlieben und Abneigungen ist wesentlich.

Ein Crossover Design bei einer Anwendung mit ätherischen Ölen kann nur dann angewendet werden, wenn davon ausgegangen wird, dass die Aromaanwendung nur während der Anwendungszeit wirkt (Holmes et al., 2002). In einer Studie von Jäger et al. (1992) wurde die Absorption von Lavendel über die Haut untersucht. Hier zeigte sich, dass nach 90 Minuten die Lavendelölmoleküle zum Großteil eliminiert waren. Auch Lin et al. (2007) haben deswegen ein Crossover Design benutzt, weil die Moleküle von Lavendel nach 24 Stunden vom Körper abgebaut sind. Dennoch beschrieb Eidt (2008, S. 87) in ihrer Dissertation, dass die anhaltende Wirkung von Lavendel noch vier Wochen nach Absetzen des Lavendeldufts die Symptomatik der Probanden nicht wieder verschlechterte, sondern dies auf verbessertem Niveau blieb.

Die Rolle der Massage ist von Bedeutung, verschiedene theoretische Modelle wurden vorgeschlagen, um die Effekte der Massage und Berührung auf den dement kranken Patienten zu vermindern. Dass Demente durch Berührung stimuliert, ihr Gedächtnis angeregt und dadurch die Interaktion mit anderen Menschen verbessert wird, ist durch mehrere Autoren beschrieben (Hansen et al., 2006, Scharb, 2001). Daher ist es möglich, dass Berührung und Massage die kognitiven Fähigkeiten steigern können, vor allem wenn die Defizite auf Grund mangelnder Stimulation entstanden sind. Zu hinterfragen ist, bei einem gewählten Studiendesign, welches eine Aromaanwendung über die Raumluft mit einer Handmassage mit und ohne ätherischen Öle vergleicht, warum die Unterschiede der Gruppen nicht signifikant ausfallen (Smallwood et al., 2001). Bei Burns et al. (2011), wird die eine Handmassage mit oder ohne ätherischem Öl mit einem Medikament (Donepezil) verglichen. Jede Anwendung ist für sich schon als beruhigende Anwendung zu sehen (Price, Price 2007, S.163f). Angesichts der Tatsache, dass Anosmie häufiger bei Menschen mit Demenz auftritt, bleibt unklar, ob die Art der Verabreichung die Reaktion beeinflusst (Nguyen, 2008, S.339). Nur eine Studie (Snow et al., 2004) hat die olfaktorischen Funktionen getestet. Die Teilnehmer mussten verschiedene Öle identifizieren, die Reaktion der Teilnehmer wurde beurteilt. Diese Studie fand heraus, dass keine Unterschiede zwischen Teilnehmern mit mehr oder weniger intakten olfaktorischen Fähigkeiten bestehen. Die Wirksamkeit von ätherischen Ölen über die Raumluft kann bei Anosmie reduziert sein, jedoch wird das ätherische Öl auch über die Haut und die Lunge resorbiert (Nguyen, 2008). Diese Aussage stimmt mit jener von Steinbach et al. (2008) überein, dass der Geruchsverlust bei M. Alzheimer ausgeprägt ist, es aber selten zu einem kompletten Riechausfall kommt. Mit dem Fortschreiten der Erkrankung nimmt die Riechstörung zu.

Eine weitere Schwierigkeit bei Studien mit demenzkranken Patienten stellt das Einverständnis der Teilnehmer dar. So holten sich Snow et al. (2004), Fujii et al (2008) das Einverständnis von Verwandten oder bevollmächtigten Personen der Teilnehmer ein. Als Bias müssen auch Fragebögen über die kognitive Funktion gesehen werden, denn durch oftmaliges Wiederholen der Fragen können die Testergebnisse verfälscht werden (Jimbo et al. 2010).

4.1 Ausblick für die Praxis

4.1.1 Aromapflege in den vier Stadien nach Naomi Feil

Wenn die Validation und die vier Stadien der Desorientiertheit nach Naomi Feil berücksichtigt werden, muss unterschieden werden, in welchem Stadium der Desorientiertheit nach Naomi Feil sich der Patient befindet.

Befindet sich der Betroffene im **Stadium eins**, in der „mangelhaften Orientierung und unglücklichen Orientierung an der Realität" (diese Personen legen viel Wert auf körperliche Distanz und können überwiegend für sich selbst sorgen) ist eine Handmassage von 15 Minuten und mehr nicht durchführbar. In diesem Stadium kann man gut mit einer Raumbeduftung arbeiten. Es wird abwechselnd morgens ein Raumduft zur Konzentrationssteigerung und abends etwas zum Beruhigen und Durchschlafen verwendet (Jimbo et al., 2010). Auch eine Hautpflege mit den entsprechenden ätherischen Ölen, welche sich der Patient selbst aussucht und dann selbst auf die Haut auftragen kann, ist durchführbar, da der Betroffene noch großteils für sich selbst sorgen kann (Mögel, 2011, S. 13).

Im **zweiten Stadium**, wenn der Verlust der kognitiven Fähigkeiten und die Zeitverwirrungen eintreten, zeigen die Betroffenen schon einen Verlust des Kurzzeitgedächtnisses und die Realität der Gegenwart verschwimmt. Da diese Dementen auf Berührung und Blickkontakt mit Stressreduktion und gesteigerter Aktivität reagieren (Scharb, 2001, S. 86 f), ist die Berührung im Zusammenhang mit der Aromaanwendung vorteilhaft. Eine Einreibung oder Streichung mit einer Ölmischung mit ätherischen Ölen, wie bei der Studie von Ballard et al. (2002) beschrieben, ist vorteilhaft. Hier wurde eine zehnprozentige Mischung mit Melissenöl auf das Gesicht und auf die Unterarme für ca. ein bis zwei Minuten aufgetragen. Auch eine Raumbeduftung entsprechend der Jahreszeiten, wie zum Beispiel in der Weihnachtszeit mit Düften wie Zimt, Nelke und Orange kann helfen, dass sich der Betroffene in den Jahreszeiten besser orientieren kann (Marenitz et al. 2011b, S. 4). Wenn jede Station einen anderen Raumduft zu Beduftung nimmt, kann das hilfreich für ein Wiedererkennen der eigenen Station sein.

Im **dritten Stadium**, wenn die wiederholenden Bewegungen als Ersatz von Sprache dominieren, reagieren die Menschen auf Berührung oder Blickkontakt erst nach längerer Stimulanz. Hier wäre eine Streichung der Hände mit einer ätherischen Ölmischung von 10 bis 15 Minuten, wie es Kilstoff und Chenoweth (1998) beschrieben haben, vorteilhaft. Bei Patienten, die rastlos umhergehen, ist die Applikation der ätherischen Öle auf die Innenseite der Kleidung, wie Fujii et al. (2008) beschrieben haben, eher zu empfehlen.

Im **Stadium vier**, wenn sich die Betroffenen total zurückgezogen haben und völlig teilnahmslos sind, teilweise die Augen geschlossen haben und meist in embryonaler Liegehaltung im Bett liegen, kann man mit bewusst einfach gesetzten Reizen, wie Berührung, Druck, Reibung, Wärme, Kälte, Vibration und Gerüche (Scharb 2001, S. 89) mit dem Betroffenen in eine Interaktion treten. In diesem Stadium sind pflegeindizierte Waschungen und Bäder mit ätherischen Ölen in warmem Wasser und Frotteewaschlappen zur Stimulation anzuwenden. Ebenso wie Streichungen und Einreibungen zur Hautpflege oder Prophylaxe mit einer Fertigölmischung mit ätherischen Ölen. Ebenso kann eine Aromaauflage angewandt werden (Deutsch, Mild, 2012). Die Aromaanwendungen können mit anderen Pflegekonzepten gut zusammen verwendet werden. Eine beruhigende Waschung oder eine atemstimulierende Einreibung nach Basaler Stimulation® in der Pflege kann mit ätherischen Ölen kombiniert angewandt werden (Marenitz et al., 2011a, S. 4).

4.1.2 Aromaanwendungen, zu welchen keine Studien gefunden wurden.

Laut der österreichischen Gesellschaft für wissenschaftliche Aromatherapie und Aromapflege gelten als Aromaanwendung neben der Raumbeduftung und Anwendungsformen wie Einreibungen und Streichungen auch die pflegeindizierten Waschungen, Bäder und Anwendungsformen der Aromaauflagen wie oben angeführt wurde (Deutsch und Mild, 2012). Zu diesen Anwendungen konnten keine Studien identifiziert werden.

4.1.3 Anwendungen, bei welchen ätherische Öle ebenfalls zur Reduktion der Agitation verwendet werden

Es konnten Untersuchungen gefunden werden, in denen auch ätherische Öle zur Anwendung kamen. Der Aromapflegeanwendung kann hier nicht der Effekt der Reduktion von Agitation zugeschrieben werden. Diese Untersuchungen wurden nicht primär in diese Arbeit einbezogen, sind aber dennoch erwähnenswert. Dies ist zum Beispiel die Anwendung von Snoezelen® bei dement kranken Patienten. Snoezelen® schafft eine entspannende, anregende und eine störungsfreie Umgebung. In Snoezelen®-Räumen können visuelle, auditive, olfaktorische und taktile Stimuli angeboten werden. Die olfaktorischen Stimuli werden mit ätherischen Ölen gesetzt (Diepen et al, 2002, S. 61). In einer anderen Untersuchung wird über ein siebentägiges Schulungsprogramm „Namaste Care" berichtet. Hier wird das Pflegepersonal von speziell ausgebildeten Pflegehilfskräften geschult, die während der ATL`s eine gemütliche Atmosphäre, einen „loveling touch" schaffen. Das Programm findet in einem Raum statt, in dem die Beleuchtung abgesenkt wird, beruhigende Musik gespielt und der Raum mit Lavendel beduftet wird. Diese Untersuchung zeigte, dass sich 30 Tage nach der Durchführung dieser Schulung die soziale Interaktion verbessert hat und ein Trend zur Abnahme der Agitation zu beobachten war (Simard und Volicer, 2010, S. 46).

4.1.4 Konzentration der ätherischen Öle

Bei allen identifizierten Studien für diese Arbeit wurde in höhere Aromaölkonzentrationen verwendet als Aromafachleute im deutschsprachigen Raum empfehlen. Der Grund dafür ist, dass diese Studien in Großbritannien und Australien durchgeführt wurden. Es liegen keine Studien aus dem deutschsprachigen Raum vor. Wenn Autoren aus dem deutschsprachigen Raum trotz der niedrigen Dosierung Erfolge beschreiben, ist zu überlegen, ob eine niedrigere Dosierung ausreichend ist. Einerseits ist ein Weniger an ätheri-schen Ölen eine Frage der Ökonomie und der Ökologie, andererseits ist be-kannt, je geringer die ätherische Ölmischung dosiert auf der Haut wirkt, umso weniger Nebenwirkungen wie Hautreizungen können durch die Anwendung entstehen. Die Höhe der Konzentration von ätherischen Ölen kann aber auch nicht verallgemeinert werden. Einige Öle, welche als besonders hautreizend gelten, sollten niedrig dosiert werden, um das Entstehen von Hautreizungen zu vermeiden (Buchmayr et al. 2007, S. 77). In den identifizierten Studien sind die Konzentrationen der ätherischen Öle weit höher als die in Österreich empfohlene Menge an ätherischen Ölen in einem Massageöl. Buchmayr et al. (2007, S. 12) empfehlen eine Dosierung von zwei bis drei Prozent nur kurzfristig, diese Anwendung gehört in den aromatherapeutischen Bereich. Im Zuge einer Rechtsanfrage an die zuständige Rechtsabteilung, ob die Konzentration die Entscheidung, ob es sich um eine Aromaanwendung im eigenverantwortlichen Bereich handelt oder ob es in den anordnungspflichti-gen, mitverantwortlichen Bereich fällt, ist die Aussage eindeutig. Nicht die Konzentration der ätherischen Ölmischung ist ausschlaggebend, sondern die gesetzte Indikation für die Aromapflegeanwendung ist entscheidend über die Eigenverantwortlichkeit der gDfGuK. Ist das Ziel, Wohlbefinden, Gesund-heitsförderung oder eine Pflegehandlung im prophylaktischen Bereich, fällt es in den eigenverantwortlichen Bereich. Ist das Ziel der Anwendung ein the-rapeutisches, so fällt es in den mitverantwortlichen Bereich der Aromathera-pie.

4.1.5 Aromamassage

In England wird die Aromatherapie von Pflegepersonal, welches einen gro-ßen Wert auf Massage legt, durchgeführt. Massage ist in Österreich den Heilmasseuren vorbehalten. Wenn man aber die englische Literatur genauer liest, erkennt man, dass die Anwendung als Streichung beschrieben wird. In diesem Fall muss genau auf die Übersetzung geachtet werden.

4.2 Schlussfolgerung

Die Aromapflege ist in Österreich eine anerkannte Pflegemethode, die sich in den letzten zehn Jahren zunehmend an Popularität erfreut. Es ist schwierig, Studienergebnisse eins zu eins in das jeweilige Land zu übertragen, weil die Gesetzeslage in jedem Land etwas anders ist. Die topische Anwendung ist der Anwendung einer Raumbeduftung alleine vorzuziehen (Snow et al. 2004). Nicht jeder Demente reagiert gleich auf Berührung. Bei dieser Patientengruppe, vor allem im Stadium eins nach Naomi Feil, in dem die Betroffenen sehr viel Wert auf Distanz legen (Scharb, 2001, S. 89), ist die Raumbeduftung vorzuziehen. Eine Raumbeduftung über Nacht kann in jedem Stadium der Demenz nach Naomi Feil angewandt werden. Wenn die Voraussetzungen für die Aromapflege geschaffen sind, entsteht für die Pflegepersonen kein Mehraufwand (Jimbo et al. 2010). Die Pflegehandlung mit oder ohne ätherischen Öle benötigt den gleichen Zeitaufwand. Dadurch erfordert die Aromapflege keinen personellen Mehraufwand. Die Studien haben gezeigt, dass die Aromaanwendungen die Agitiertheit von dement kranken Personen reduzieren können (Ballard et al., 2002). Dadurch kann die kräftezehrende und belastende Situation der Pflegepersonen und Angehörigen begrenzt werden, vor allem dann, wenn die betreuenden Personen direkt mit dem ätherischen Öl in Kontakt kommen (Kilstoff, Chenoweth, 1998). Die Selbst- und Fremdgefährdung, welche dement kranke Patienten, die sehr unruhig und agitiert sind, ausgesetzt sind, kann durch Aromapflegeanwendungen reduziert werden, und es kann auf die ethisch problematischen Fixierungen oft verzichtet werden. Weiter ist es wichtig, der Individualität des einzelnen Patienten große Bedeutung beizumessen. Die Bedeutung einer Aromaanamnese, in welcher die Vorlieben und Abneigungen des Patienten erfragt werden, ist für den Ausgang der Aromaanwendung entscheidend. Weitere Forschungen in Bezug auf Konzentration, Dosierung und weitere Anwendungsformen sind wünschenswert.

5 Abkürzungsverzeichnis

ATL`s	Aktivitäten des täglichen Lebens
BPSD	Behavioural and Psychological Symptoms of Dementia
CCMAI	China Cohen-Mansfield-Agitation-Inventory
CMAI	Cohen- Manfield- Agitation-Inventory
CNPI	China Neuropsychiatric Inventory
gDfGuK	gehobener Dienst für Gesundheits- und Krankenpflege
GuKG	Gesundheits- und Krankenpflegegesetz
GuKS	Gesundheits- und Krankenschwester
HeimAufG	Heimaufenthaltsgesetz
iS	im Sinne
ISO	International Organization for Standardization
KAV	Krankenanstaltenverbund
MMSE	Mini Mentel Screening Assessment
NPI	Neuropsychiatric Inventory
PAS	Pittsburgh Agitation Scala
QOL	Quality of life
REPDS	Revised Elderly Persons Disability Scale
UMIT	Privaten Universität für Gesundheitswissenschaften, Medizinische Informatik und Technik

6 Abbildungsverzeichnis

7 Tabellenverzeichnis

8 Literaturverzeichnis

Allmer, G. (2007): Alternative und komplementäre Pflegemethoden – die Einführung eines "Phyto-Aromapflegekonzepts" auf einer psychosomatischen Station einer Krankenanstalt.

http://www.oegkv.at/extranet.html (03.02.2012)

Atkins, R. C.; Smith, F. M. (2009): The use of aromatherapy massage with carers of dementia patients: A preliminary evaluation. In: Clinical Aromatherapy, 6 (2), 9 - 14.

Ausserhofer D.; Mantovan F.; Innerhofer E.; Götsch I.; Ploner E.; Them Ch. (2009): Pflegende Angehörige betagter Pflegebedürftiger in Südtirol. Ein qualitatives Assessment zur häuslichen Pflegesituation. In: Pflegezeitschrift, 62 (11), 678 - 682

Ballard, C. G.; O`Brien, J. T.; Reichelt, K.; Perry , E. K. (2002): Aromatherapy as a Safe and Effective Treatment for the Management of Agitation in Severe Dementia: The Results of a Double-Blind, Placebo-Controlled Trail with Melissa. In: J Clin Psychiatry, 63 (7) 533 - 558.

Behrens J.; Langer G. (2006): Evidence-based Nursing and Caring. Interpretativ-hermeneutische und statistische Methoden für tägliche Pflegeentscheidungen. 2. vollständig überarbeitete und ergänzte Auflage. Bern, Hans Huber Verlag

Behrens, J.; Langer, G. (2010): Evidence-based Nursing and Caring. Methoden und Ethik der Pflegepraxis und Versorgungsforschung. 3. überarbeitete und ergänzte Auflage. Bern. Hans Huber Verlag

Buchbauer, G.; Jäger, W.; Jirovetz, L.; Fritzer, M. (1992): Percutaneous absorption of lavender oil from a massage oil. In: J. Soc. Cosmet. Chem. 43., 49 - 54

Buchmayr, B.; Deutsch, E.; Fink, M. (2007): Aromapflegehandbuch. Leitfaden für den Einsatz ätherischer Öle in Gesundheits-, Krankenpflege- und Sozialberufen. Plach, Grasl

Burns, A.; Perry, E.; Holmes, C.; Francis, P.; Morris, J.; Howes, M.-J. (2011): A Double-blind Placebo-Controlled randomized Trial of Mellisa officinalis Oil and Donepezil for the Treatment of Agitation in Alzheimer`s Disease. In: Dementia and Geriatric Cognitve Disorders,31, 158-164

Carstensen, B.; Elsenbruch, D.; Görisch, G.; Hennig, U.; Lohscheidt, E.; Rohrhirsch, D. (2011): Hinweise für das Pflegemanagement zur Betreuung von Patient/-innen mit kognitiven Störungen in Krankenhäusern. http://www.dbfk.de/verband/bags/BAG-Pflegemanagement/bag-pm-broschuere-demenz-2011-03-16-final.pdf (05.05.2012)

Deutsch, E.; Mild, S. (2012): Österreichische Gesellschaft für wissenschaftliche Aromatherapie und Aromapflege. Teilorganisation Pflege/Definitionen/Richtlinien. http://www.oegwa.at/index.php?der-pflege (05.05.2012)

Eidt, J. (2008): Der Einfluss ätherischer Öle auf die Stimmung, das Schlafverhalten und die Lungenfunktion von älteren Menschen. Vergleich von Lavendel- und Orangenduft in einer placebokontrollierten Studie. Dissertation vorgelegt am Instistut für Medizinische Psychologie der Ludwig-Maximilians-Universität München , München

Eloniemi-Sulkava, U.; Notkola, I. L.; Hentinen, M.; Kivelä, S.-L.; Sivenius, J.; Sulkava, R. (2004): Unterstützende Intervention bei dementen Patienten und ihren pflegenden Angehörigen in der Gemeinde. Eine randomisierte Untersuchung. In: Zeitschrift für Gerontopsychologie und Gerontopsychiatrie, 17 (1) 31 - 40

Fuchs, N.; Jäger, W.; Leinhardt, A.; Böhm, L.; Buchbauer, I.; Buchbauer, G. (1997): Systemic absorption of topically applied carvone: Influence of massage technique. In: J. Soc. Cosmet. Chem. 48, 277 - 282

Fujii , M.; Hatakeyama, R.; Yamamoto, T.; Sasaki, R.; Moriya, M.; Kanno, M., (2008): Lavender aroma therapy for behavioral and psychological symptoms in dementia patients. In: Geriatr Gerontol Int., 8, 136 - 138

Gleichweit, S.; Rossa, M. (2009): Competence Center Integrierte Versorgung. Erster Österreichischer Demenzbericht. 1. Auflage. Wiener Gebietskrankenkassen (Hg.).

http://www.wgkk.at/mediaDB/539709_Demenzbericht.pdf (05.05.2012)

Heuberger, E.; Redhammer, S.; Buchbauer, G. (2004): Transdermal Absorption of (-) - Linalool Induces Autonomic Deactivation but has no Impact on Ratings of Well-Being in Humans. In: Neuropsychopharmacology, 29, 1925 - 1932

Holmes , C.; Hopkins, V.; Hensford, C.; MacLaughlin, V.; Wilkinson, D.; Rosenvinge, H. (2002): Lavender oil as a treatment for agitated behaviour in severe dementia: a placebo controlled study. In: Int. J. Geriatr Prsychiatry, 17, 305 - 308

Jimbo, D.; Kimura, Y.; Taniguchi, M.; Inoue, M.; Urakami, K. (2012): Effect of aromatherapy on patients with Alzheimer`s disease. In: Japanese Psychogeriatric Society, 173 - 178

Kilstoff, L.; Chenoweth, C. (1998): New approaches to health and well-being for dementia day-care clients, family carers and day-care staff. In: International Journal of Nursing Practice, 4, 70 - 83

Kunz, R.; Khan, K. S.; Kleijnen, J.; Antes, G. (2009): Systematische Übersichtsarbeiten und Meta-Analysen. Einführung in Instrumente der evidenzbasierten Medizin für Ärzte, klinische Forscher und Experten im Gesundheitswesen. 2. Auflage.Bern, Huber Verlag

Lin, P.; Chan, W.; Lam, L. (2007): Efficacy of aromatherapy (Lavendula angustifolia) as an intervention for agitated behaviours in Chinese older persons with dementia: a cross-over randomized trial. In: Int. J Geriatr Psyhiarty, 22, 405-210

Marenitz , L.; Mild, S.; Scheichenberger, S. (2011a): QST Richtlinie Anwendung ätherischer Öle in der Pflege. AG Aromapflege (Hsg.). Von Krankenhaus Hietzing mit Neurologischem Zentrum Rosenhügel.
http://www.wienkav.at/_cache/Doku/Allgemeine_Richtlinie_%5B1%5D_3428 6_34286.pdf (30.04.2012)

Marenitz, L.; Mild, S.; Scheichenberger, S. (2011b): QST Arbeitsanleitung Raumduft Wintergruss. AG Aromapflege (Hg.). Von Krankenhaus Hietzing mit Neurologischem Zentrum Rosenhügel:
https://www.wienkav.at/intranet/_cache/Doku/Raumbedufutng_Wintergenuss _2__82504.pdf (30.04.2012)

Menche, N. (2007): Pflege Heute. Lehrbuch für Pflegeberufe. 4. vollständig überarbeitete Auflage. München, Urban & Fischer

Mögel, C. (2011): Betreuung und Pflege von Menschen mit Demenz. Unveröffentlichtes Skriptum

Nguyen Q.; Paton C. (2008): The use of aromatherapy to treat problems in dementia. In: Int. J Geriatric Psychiatry, 23, 337 - 346

Peters, J. M.; Hummel, T.; Kratzsch, T.; Lotsch, J.; Skarke, C.; Frolich , L. (2003): Olfactory function in mild cognitive impairment and Alzheimer`s disease: an investigation using psychophysical and electrophysiological techniques. In: Am J Psychiatry, 1995 - 2002

Price , S.; und Price, L. (2007): Aromatherapy for Health Professionals. Third Edition. Philadelphia, Elsevier

RIS. (2012): Bundesrecht konsoldiert, Gesamte Rechtsvorschrift für Heimaufenthaltsgesetz, Fassung vom 5.5.2012.
http://www.ris.bka.gv.at/GeltendeFassung.wxe?Abfrage=Bundesnormen&Ge setzesnummer=20003231&ShowPrintPreview=True (05.05.2012)

Scharb, B. (2001): Spezielle validierende Pflege. Zweite, verbesserte und erweiterte Auflage. Wien, Springer-Verlag.

Schoberer, D.; Uhl, C.; Schaffer, B.; Semlitsch, B.; Haas, W.; Schrempf, S. (2011): Anwendung von Aromapflege in der klinischen Pflegepraxis: Eine systematische Übersichtsarbeit. In: ProCare, 16 (10), 19 - 27

Simard, J.; Volicer, L. (2010): Effects of Namaste Care on Residents Who Do Not Benefit From Usual Activities. American In: Journal of Alzheimer`s Disease & Other Dementias, 25 (1), 46 - 50

Smallwood, J.; Brows, R.; Coulter, F.; Irvine, E.; Copland, C. (2001): Aromatherapy and behaviour disturbances in dementia: a randomized controlled trial. In: International Journal of Geriatric Psychiatry,16, 1010 - 1013

Snow, L.; Hovanec, L.; Brandt, J. (2004): A Controlled Trail of Aromatherapy for Agitation in Nursing Home Patients with Dementia. In: Journal of Alternative & Complementary Medicine, 10 (3), 431-437

Steflitsch, W. (2009): Österreichische Gesellschaft für wissenschaftliche Aromatherapie und Aromapflege:

http://www.oegwa.at/index.php?begriffsbestimmungen (05.05.2012)

Steinbach, S.; Staudenmaier, R.; Hummel, T.; Arnold, W. (2008): Riechverlust im Alter. Eine häufige, wenig beachtete Störung mit bedeutenden Auswirkungen. In: Z. Gerontol Geriat ,41, 394 - 402

Uehleke, B.; Kerckhoff, A. (2012): Lavendelöl bei demenziell bedingter Unruhe - Ein systematischer Review.In: ZKM, 1, 18 – 22

UKH - Universitätsklinikum Halle (Saale) (2011): German Centre of evidence-based-nursing download.

https://www.medizin.uni-halle.de/index.php?id=572&L=0&BF=0 (1.3.2012)

Ulmer, E.-M.; Höhmann, U.; Linhart, M.; Kohan, D.,; Saller, R. (2001): Der Einsatz von interaktionsintensiven pflegetherapeutischen Maßnahmen und von "Hausmitteln" in der Pflege. In: Pflege. Hans Huber Verlag, 14, 191 - 205.

Van Diepen, E.; Bailon, S. F.; Redman, J.; Rooke, N.; Spencer, D. A.; Prettyman R. (2002): A Pilot Study of the Physiological and Behavioural Effects of Snoezelen in Dementia.In: British Journal of Occupational Therapy, 62 (2), 61 - 66

Wabner. D., Beier, C. (2009): Aromatherapie. Grundlagen - Wirkprinzipien - Praxis. München, Urban & Fischer

Wiener Krankenanstaltenverbund Generaldirektion (2012): Leitlinie Freiheitsbeschränkende Maßnahmen nach dem Heimaufenthaltsgesetz. http://www.wienkav.at/kav/intranet/texte_anzeigen.asp?id=25889 (20.5.2012)

9 Anhang

Anhang 1: Beurteilungsbogen einer Qualitativer Studien

Anhang 2: Bewertungsbogen quantitativer Forschungsarbeiten

Anhang 1: Beurteilung einer qualitativen Studie

Beurteilung einer qualitativen Studie

Quelle: ....

Forschungsfrage: ....

Glaubwürdigkeit
1. Wurde die Forschungsfrage klar formuliert? — *Forschungsthema, in seinem Umfeld diskutiert? Ziele der Untersuchung definiert?*
2. Welches qualitative Design wurde mit welcher Begründung gewählt? — *z. B. Ethnographie, Grounded Theory, Phänomenologie*
3. Wurde eine Literaturrecherche durchgeführt? — *Zu welchem Zeitpunkt der Untersuchung? Begründung?*
4. Wurden die Teilnehmer passend zur Forschungsfrage ausgewählt und die Auswahl begründet? — *Wie erfolgte die Auswahl?*
5. Wurden die Teilnehmer, ihr Umfeld und die Forscher ausreichend beschrieben? — *Auch die Perspektive des Forschers?*
6. Wurde die Datensammlung detailliert beschrieben? — *Methode der Datensammlung?*
7. Wie erfolgte die Analyse der Daten? — *Codes, Muster, Themen? Verstehende Hermeneutik*
8. Erfolgte die Datensammlung bis zur Sättigung? — *Wenn nein: warum nicht?*

Aussagekraft
9. Sind die Ergebnisse ausführlich und nachvollziehbar? — *Prozess von der Datensammlung bis zur Entwicklung von Themen (Kategorien)? Zitate?*
10. Wurden die Ergebnisse bestätigt? — *Einsatz in Forscherteam? Validierung durch Teilnehmer?*

Anwendbarkeit
11. Helfen mir die Ergebnisse der Studie, die untersuchten Personen in ihrer Umgebung besser zu verstehen?
12. Gibt es konkrete Möglichkeiten der Anwendung?

Benotung der Glaubwürdigkeit (Bias-Vermeidung): 1 — 2 — 3 — 4 — 5 — 6

Anhang 2: Bewertungsbogen quantitativer Forschungsarbeiten

Kritische Beurteilung einer Interventionsstudie

Quelle: ....

Forschungsfrage: ....

	Glaubwürdigkeit
1. Wie wurden die Teilnehmer rekrutiert und den Untersuchungsgruppen zugeteilt?	*Rekrutierung? Randomisierung? Zuteilung?*
2. Wie viele Patienten, die anfangs in die Studie aufgenommen wurden, waren am Ende noch dabei?	*Wurden die Ausfallraten begründet, z. B. Umzug, Tod, Verlust des Protokolls? Follow-up > 80%?*
3. Waren die Teilnehmer, das Personal und die Untersucher verblindet?	*Wenn nein: wäre eine Verblindung möglich und ethisch vertretbar gewesen?*
4. Waren die Untersuchungsgruppen zu Beginn der Studie ähnlich?	*Geschlecht, Alter, Krankheitsstadium, Bildung, Beruf?*
5. Wurden die Untersuchungsgruppen – abgesehen von der Intervention – gleich behandelt?	*Unterbrechungen, dass andere Faktoren die Ergebnisse beeinflusst haben?*
6. Wurden alle Teilnehmer in der per Randomisierung zugeteilten Gruppe bewertet?	*Wechselte kein Teilnehmer die Gruppe? Intention-to-Treat-Analyse?*
7. War die Größe der Stichprobe ausreichend gewählt, um einen Effekt nachweisen zu können?	*Fallzahlberechnung? Signifikante Effekte?*
8. Stehen die Ergebnisse im Einklang mit anderen Untersuchungen auf diesem Gebiet?	
	Aussagekraft
9. Wie ausgeprägt war der Behandlungseffekt?	*z.B. RR, RRR, ARR, NNT? Median, Mittelwert?*
10. Sind die unterschiedlichen Ergebnisse nicht nur auf einen Zufall zurückzuführen?	*p-Wert?*
11. Wie präzise sind die Ergebnisse?	*Konfidenzintervalle?*
	Anwendbarkeit
12. Sind die Ergebnisse auf meine Patienten übertragbar?	*Ähnliche Patienten, ähnliche Umgebung?*
13. Wurden alle für mich wichtigen Ergebnisse betrachtet?	*Nebenwirkungen? Compliance?*
14. Ist der Nutzen die möglichen Risiken und Kosten wert?	*Kosten-Nutzen?*

Benotung der Glaubwürdigkeit (Bias-Vermeidung): 1 – 2 – 3 – 4 – 5 – 6

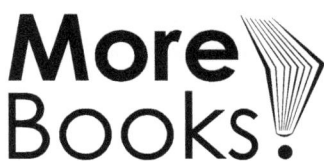
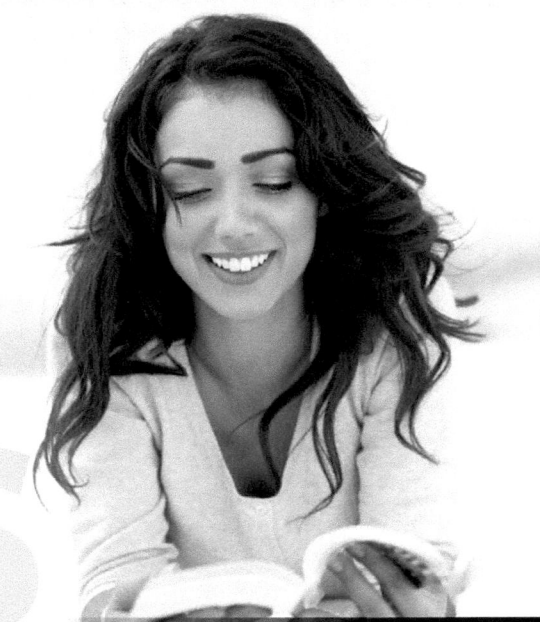
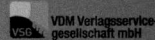

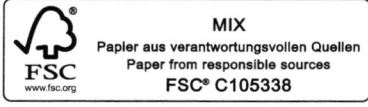

Printed by Books on Demand GmbH, Norderstedt / Germany